Sonne · Mond
und Sterne

Erstes Lesealter

Große Schrift

Viele farbige Illustrationen

Bekannte Autoren

Paul Maar

Jakob und der große Junge

Bilder von
Philip Waechter

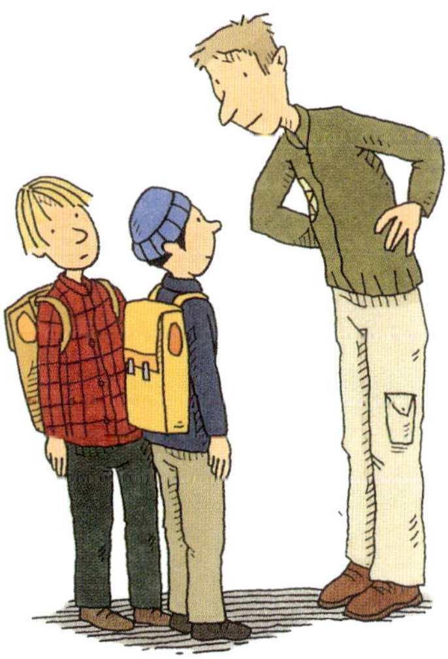

Verlag Friedrich Oetinger · Hamburg

Alle Sonne · Mond · und · Sterne-Bücher von Paul Maar auf einen Blick

Das kleine Känguru auf Abenteuer
Das kleine Känguru in Gefahr
Das kleine Känguru lernt fliegen
Das kleine Känguru und der Angsthase
Der Buchstaben-Fresser
Der verhexte Knödeltopf
Die Eisenbahn-Oma
Jakob und der große Junge
Matti, Momme und die Zauberbohnen
Robert und Trebor

Erstmals erschienen 1993 mit Schwarzweißillustrationen
im Verlag Friedrich Oetinger, Hamburg
Einbandgestaltung: Manfred Limmroth
Titelbild und farbige Illustrationen: Philip Waechter
Reproduktion: Posdziech GmbH, Lübeck
Druck und Bindung: Mohn Media · Mohndruck GmbH, Gütersloh
Printed in Germany 2001

ISBN 3-7891-0573-2

Jakob geht nicht mehr gern in die Schule

Mama öffnet die Tür zu Jakobs Zimmer. „Guten Morgen, Jakob. Aufwachen!“, sagt sie. „Es ist schon Viertel vor sieben. Du musst aufstehen.“
Aber Jakob ist bereits wach.
Er setzt sich im Bett auf und sagt: „Du, Mama, ich kann heute nicht in die Schule gehn. Ich glaub, ich hab Fieber. Ich muss im Bett bleiben.“

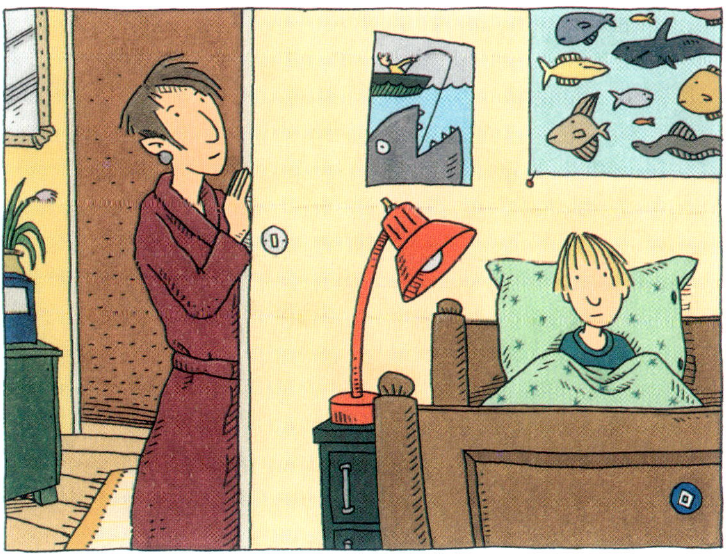

Mama legt ihm die Hand auf die Stirn. „Hm. Besonders heiß fühlst du dich nicht an“, sagt sie. „Wir werden gleich mal Fieber messen.“
Sie holt das Thermometer und schiebt es Jakob unter die Achsel.
Beide warten ein paar Minuten, dann liest Mama das Thermometer ab.
„Du hast kein bisschen Fieber“, sagt sie. „Schnell raus aus dem Bett und ab ins Bad! Es ist höchste Zeit. In der Küche wartet schon dein Frühstück.“
„Ich ... ich hab aber Bauchweh“, sagt Jakob und zieht sich die Bettdecke bis übers Kinn hoch.
„Bauchweh? Weißt du, was ich glaube? Du hast nur keine Lust, in die Schule zu gehn“, sagt Mama. „Was ist denn los? Ärgern dich die anderen aus deiner Klasse?“
„Nein“, sagt Jakob.
„Hast du Ärger mit deiner neuen Lehrerin?“

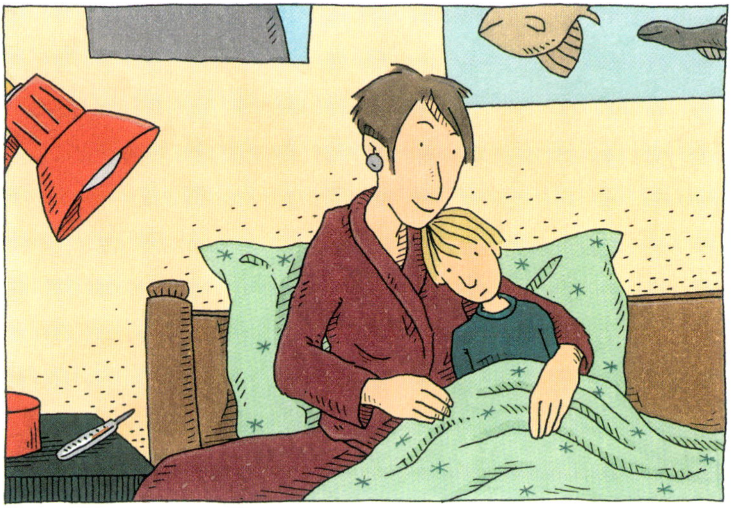

„Nein, nein“, sagt Jakob und schüttelt heftig den Kopf. „Frau Drebermann ist ganz in Ordnung.“
„Oder hast du deine Hausaufgaben nicht gemacht?“
„Doch, hab ich“, sagt Jakob.
„Was ist es denn dann?“, will Mama wissen. „Hast du vor irgendetwas Angst? Du kannst es mir doch sagen.“
„Nein, nein, es ist gar nichts“, antwortet Jakob. Er steht nun doch auf, isst schnell sein Frühstück und rennt in die Schule.

Aber das, was Jakob gesagt hat, stimmt nicht. Er wollte nur seiner Mutter keine Sorgen machen. Er geht nämlich wirklich nicht mehr gern in die Schule.
Daran sind nicht die anderen aus seiner Klasse schuld. Und schon gar nicht Frau Drebermann, seine Lehrerin. Daran ist einzig und allein ein Junge schuld, von dem Jakob nicht einmal den Namen weiß. Jakob nennt ihn bei sich den „Großen Jungen".
Der Große Junge ist viel älter als Jakob und viel, viel stärker. Jakob begegnet ihm fast jeden Tag nach der Schule. Und jedes Mal ist der Große Junge fies, gemein und böse.

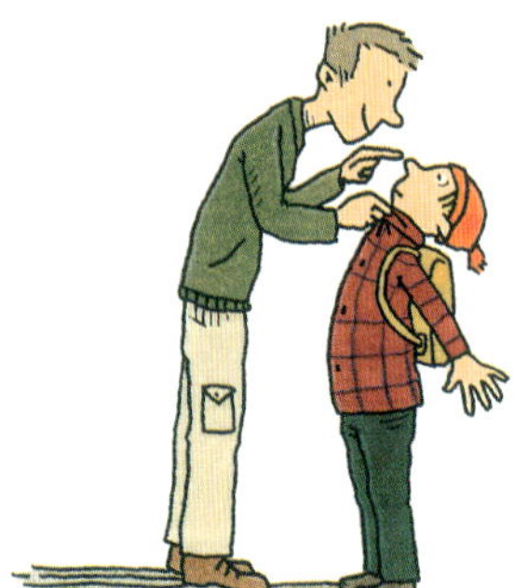

Der Große Junge

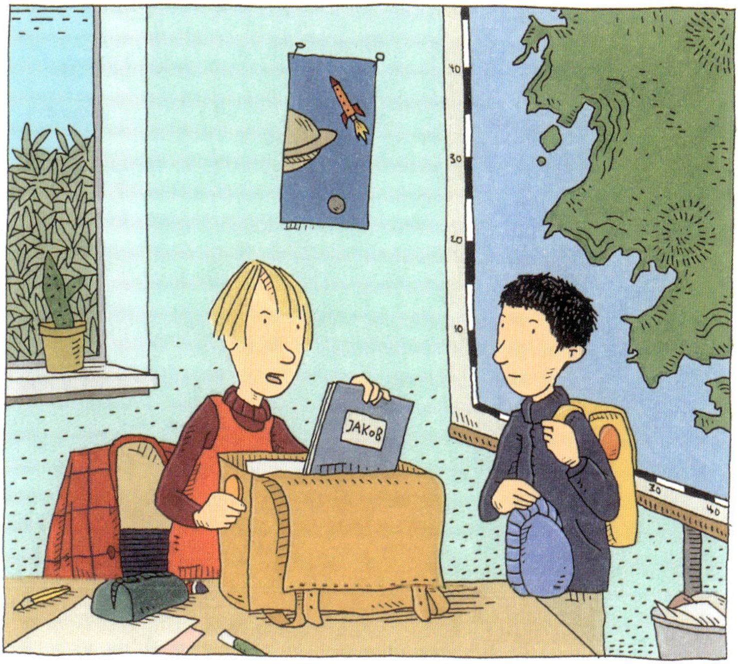

Nach der Schule fragt Jakob seinen Klassenkameraden Mehmet: „Hast du Lust heute mit mir nach Haus zu gehn? Du kannst ja bei uns essen."

Mehmet sitzt mit Jakob in einer Bank. Sie sind Freunde. Jakob war schon ein paar Mal bei Mehmet und hat mit ihm Hausaufgaben gemacht.

Aber Mehmet schüttelt den Kopf. „Das geht nicht. Meine Mama wartet mit dem Mittagessen auf mich. – Außerdem gibt's bei uns heute gefüllte Weinblätter mit Reis, mein Lieblingsessen."
„Es ist auch gar nicht wegen dem Essen", sagt Jakob. „Ich will nur nicht allein heimgehen. Oben am Stefansberg ist immer so ein großer Junge, der lässt mich nicht

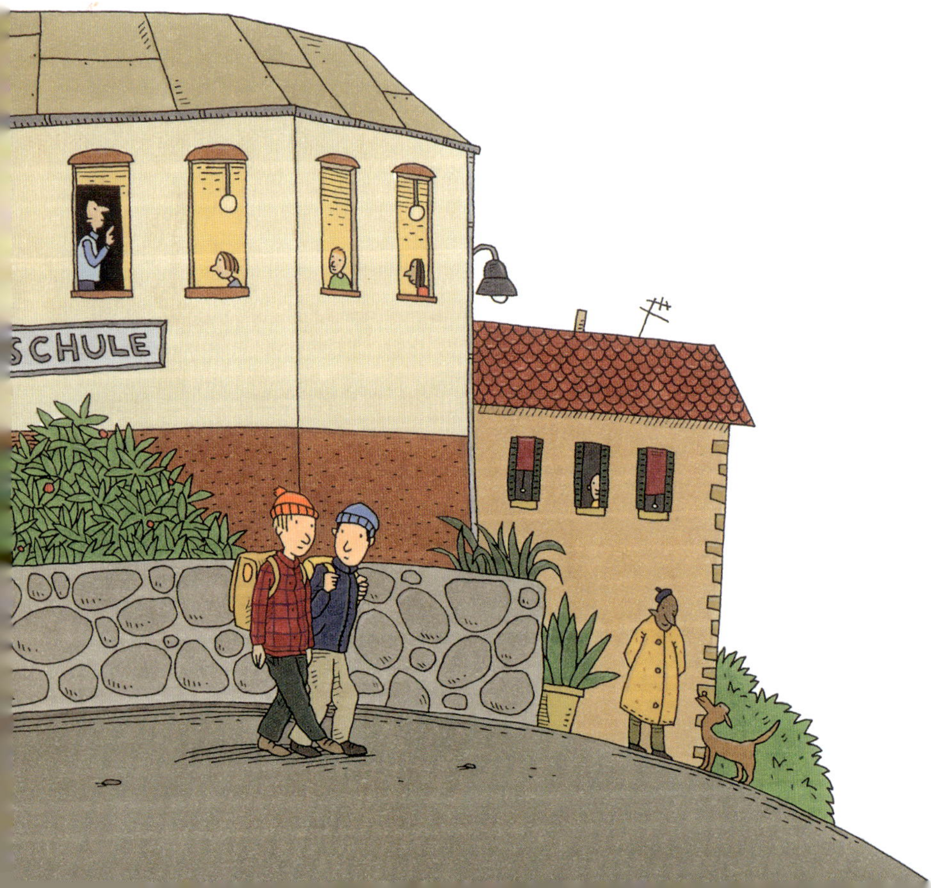

durch. Er hält mich an der Jacke fest oder zieht mich an den Haaren. Gestern hat er sogar seine schmutzigen Schuhe mit meiner Mütze abgeputzt."

„So eine Gemeinheit!", schimpft Mehmet. „Hast du es schon Frau Drebermann gesagt?"

„Das hat doch keinen Zweck. Es ist ja keiner aus unserer Klasse. Der ist mindestens schon in der sechsten oder siebten Klasse", sagt Jakob. „Kannst du nicht doch mitkommen? Nur bis zum Stefansberg."

„Heute nicht. Aber morgen komme ich ganz bestimmt mit", verspricht Mehmet. „Vielleicht kannst du dich hinter einem Erwachsenen verstecken. Dann sieht der Junge nicht, dass du kommst. Und wenn du oben bist, rennst du ganz schnell an ihm vorbei. Bevor der mitkriegt, was los ist, bist du schon so weit weg, dass er dich nicht mehr erwischt."

„Meinst du, das klappt?“, fragt Jakob. „Bestimmt!“, sagt Mehmet. „Vielleicht ist er heute gar nicht da. Vielleicht hat er schon nach der dritten Stunde aus. Vielleicht ist er sogar krank. In unsrer Klasse fehlen doch auch ein paar wegen Grippe.“
„Krank? Das wäre das Schönste“, sagt Jakob. Er fühlt sich ein bisschen getröstet, als er sich jetzt auf den Heimweg macht.
Vor dem Stefansberg wartet er. Die meisten Erwachsenen gehen in die falsche Richtung, den Stefansberg hinunter in die Stadt.
Endlich kommt ein Mann, der zwei dicke Plastiktüten schleppt. Langsam geht er die steile Straße zum Stefansberg hoch. Ab und zu stellt er die Tüten ab und verschnauft.
Jakob geht dicht hinter dem Mann her. Wenn der Mann anhält, bleibt auch Jakob stehen. Wenn der Mann weitergeht, geht Jakob auch weiter.

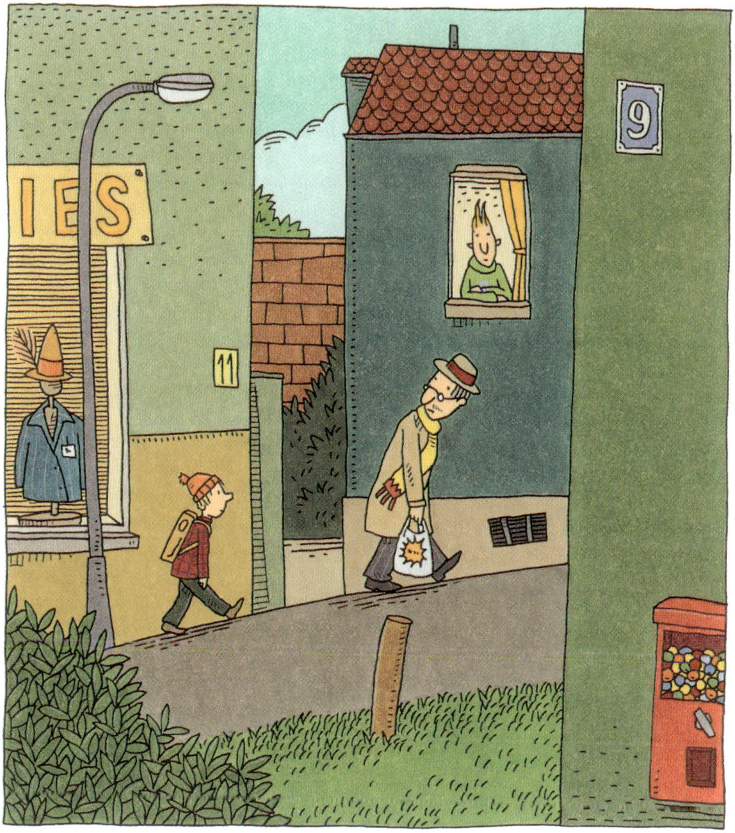

Der Mann merkt das natürlich.
„Was ist los?“, fragt er ärgerlich. „Warum schleichst du hinter mir her? Willst du was von mir?“
„Ich? Nein“, antwortet Jakob und bleibt ein paar Schritte zurück.

Aber gleich darauf geht er wieder so dicht hinter dem Mann her, dass er ihm fast auf die Fersen tritt.
Der Mann bleibt stehen und stellt die Tüten auf das Pflaster. „Jetzt bleib mir vom Leib, du Kasper!“, schimpft er. „Los, verschwinde! Geh weiter!“
„Da … da ist doch ein Junge, der mich verhauen will“, versucht Jakob zu erklären.

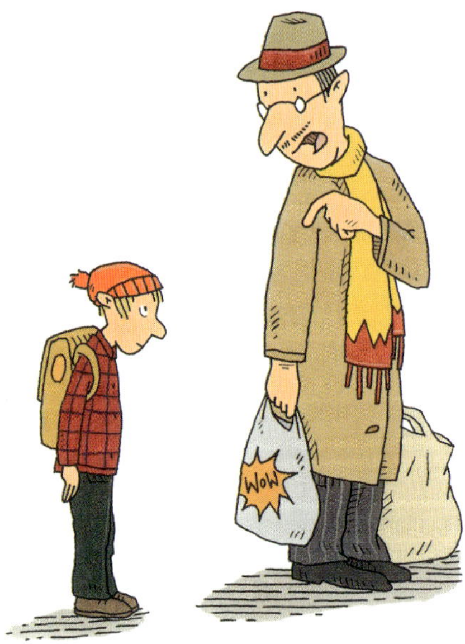

Der Mann schaut sich um. „Hier ist kein Junge“, sagt er. „Jetzt geh endlich! Ich wohne hier. Du willst doch wohl nicht mit mir ins Haus gehn, oder?“
Er holt ein Schlüsselbund heraus, schließt die Tür auf, nimmt seine Plastiktüten und verschwindet im Treppenhaus.
Die Haustür fällt hinter ihm ins Schloss.
Jakob steht allein auf der Straße.
Langsam geht er weiter. Er rechnet jeden Augenblick damit, dass er auf den Großen Jungen trifft. Trotzdem erschrickt er sehr, als er ihm plötzlich gegenübersteht.

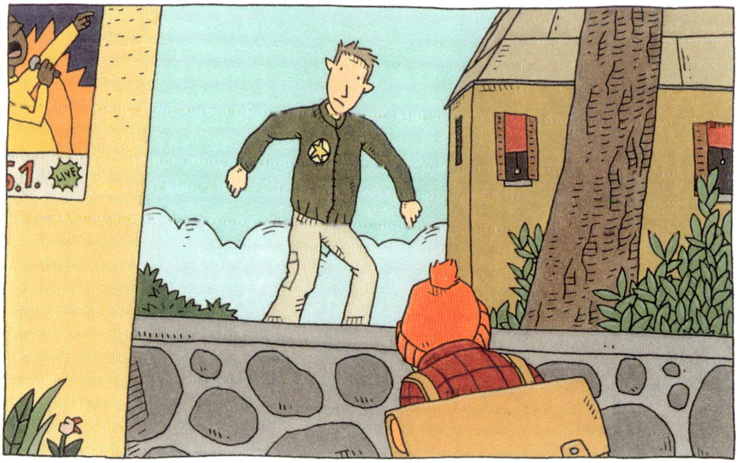

Der Große Junge hatte auf einer Mauer gesessen. Jetzt springt er herunter, Jakob genau vor die Füße, und sagt: „Na, Kleiner, du kannst wohl nicht grüßen, was?“
„Hallo“, sagt Jakob leise.
„Wie bitte? Ich höre nicht“, behauptet der Große Junge. „Sprich lauter!“
„Hallo“, sagt Jakob noch einmal.

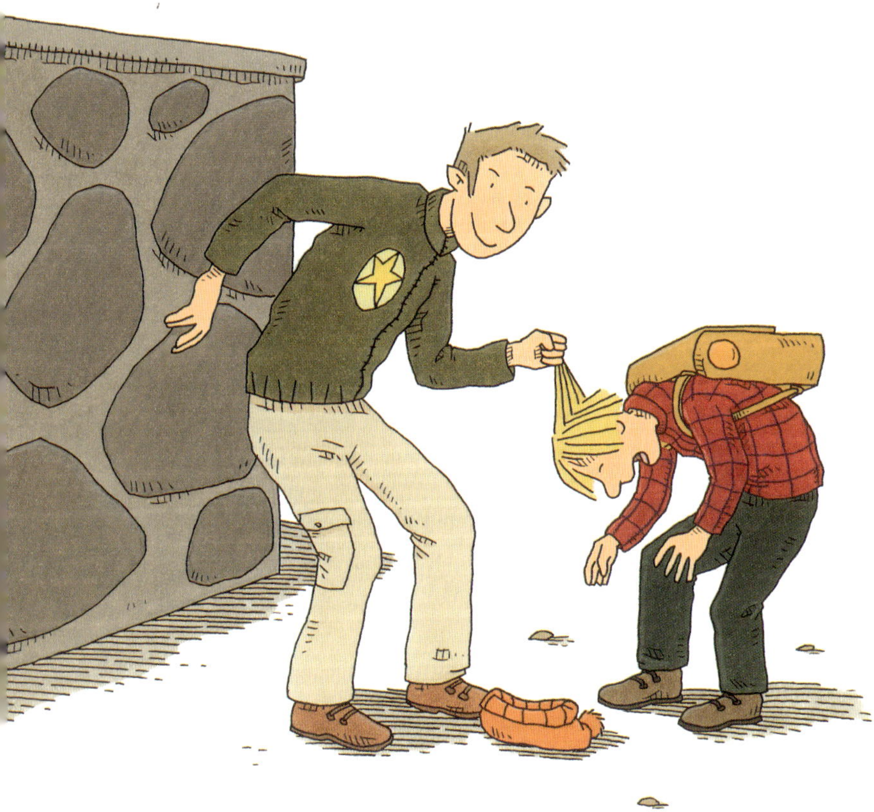

„Man nimmt den Hut ab, wenn man grüßt. Weißt du das nicht?“, sagt der Große Junge, reißt Jakob die Mütze vom Kopf und wirft sie auf den Boden.
„Lass meine Mütze!“, ruft Jakob.
„Lass meine Mütze“, äfft der Große Junge ihn nach. „Heb sie doch auf!“
Als Jakob sich bücken will, hält ihn der Große Junge an den Haaren fest.
„Au, das tut weh!“, ruft Jakob.
„Warum hebst du sie denn nicht auf, deine schöne Mütze?“, fragt der Große Junge höhnisch.
Jakob antwortet nicht. Die Tränen stehen ihm in den Augen. Er beißt die Zähne zusammen. Er wird nicht weinen. Nicht vor diesem Jungen.
Der Große Junge hebt die Mütze selbst auf und hängt sie an einen Zaunpfahl.
„Hol sie dir doch!“, sagt er.
Aber Jakob hat sich schon umgedreht und ist weggerannt.

„He, was ist mit deiner Mütze?“, ruft ihm der Große Junge nach. „Komm her und hol sie!“
Jakob antwortet nicht und rennt weiter.
„Warte nur, morgen krieg ich dich!“, ruft der Große Junge. „Da rennst du mir nicht einfach davon!“

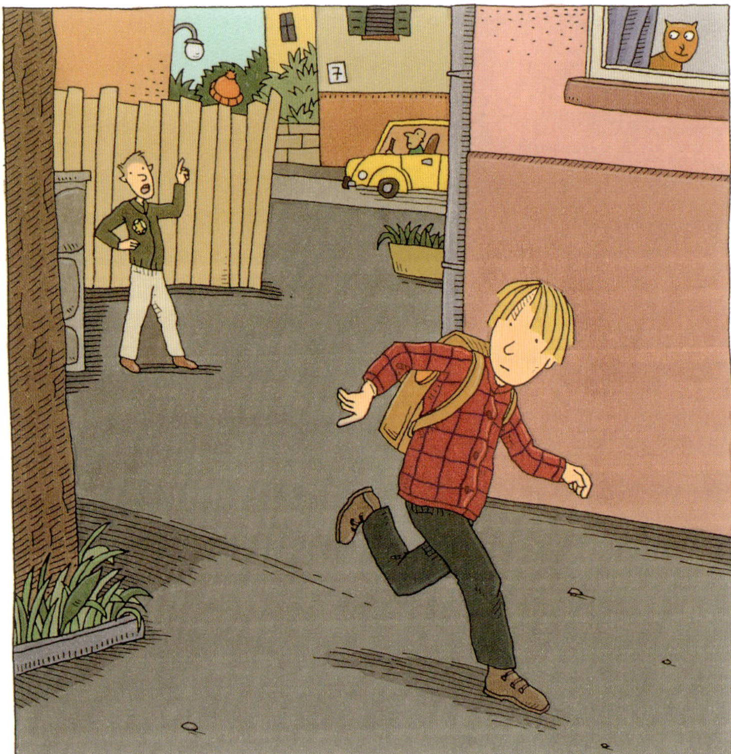

Arnold greift ein

Die kleine Uhr im Wohnzimmer schlägt ein Uhr, als Jakob zu Hause ankommt.
Er wirft den Schulranzen in sein Zimmer und geht in die Küche.
Zwei Teller stehen auf dem Tisch, daneben eine flache Schüssel. Jakob guckt hinein: Nudeln, Fleisch und Gemüse.
Er liest den Zettel, den ihm Mama neben die Schüssel gelegt hat: „5 Minuten in die Mikrowelle! Guten Appetit!“
Jakob hat keine Lust, die Schüssel in den Mikrowellen-Herd zu schieben. Er will heute nicht allein essen, sondern mit Mama.
Aber Mama kommt immer erst um zwei von der Arbeit zurück.

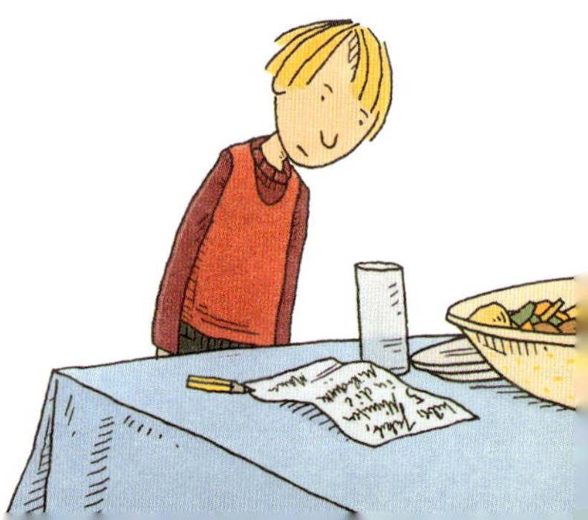

Also schenkt sich Jakob erst mal ein großes Glas Limonade ein, nimmt es mit in sein Zimmer und legt sich aufs Bett. Er stellt sich vor, wie es wäre, wenn er eine Schwester hätte, mit der er jetzt spielen könnte.
Oder noch besser einen großen Bruder. Der Bruder heißt Arnold und ist ein paar Jahre älter als Jakob. Man sieht ihm sofort an, dass er ungeheuer stark ist. Er hat Schultern so breit wie ein Bagger und die Muskeln an seinen Oberarmen sind dick wie ein Fußball.

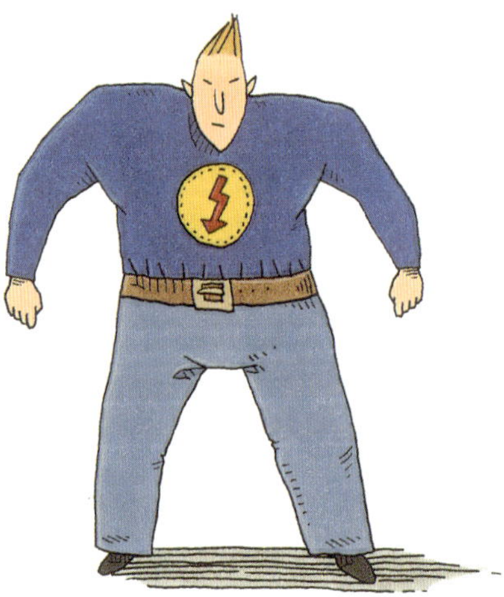

Als Jakob von der Schule nach Hause geht, stellt sich ihm der Große Junge in den Weg.
„Na, Kleiner“, sagt er und hält Jakob am Jackenkragen fest. „Du willst wohl wieder nicht grüßen?!“
„Lass mich in Ruhe!“, sagt Jakob. „Sonst hol ich meinen Bruder!“
Der Große Junge sagt: „Hol ihn doch, hol ihn doch!“
Jakob steckt zwei Finger in den Mund und pfeift kurz und laut.
Keine zehn Sekunden später steht Arnold neben ihm.
„Lass sofort meinen kleinen Bruder los, du Würstchen“, zischt er.
Der Große Junge wird bleich vor Schreck und versucht wegzurennen. Da hat ihn Arnold schon am Kragen gepackt, hält ihn mit ausgestrecktem Arm in die Höhe und sagt: „Wenn du noch einmal meinen Bruder Jakob anrührst, schleudere ich dich auf die

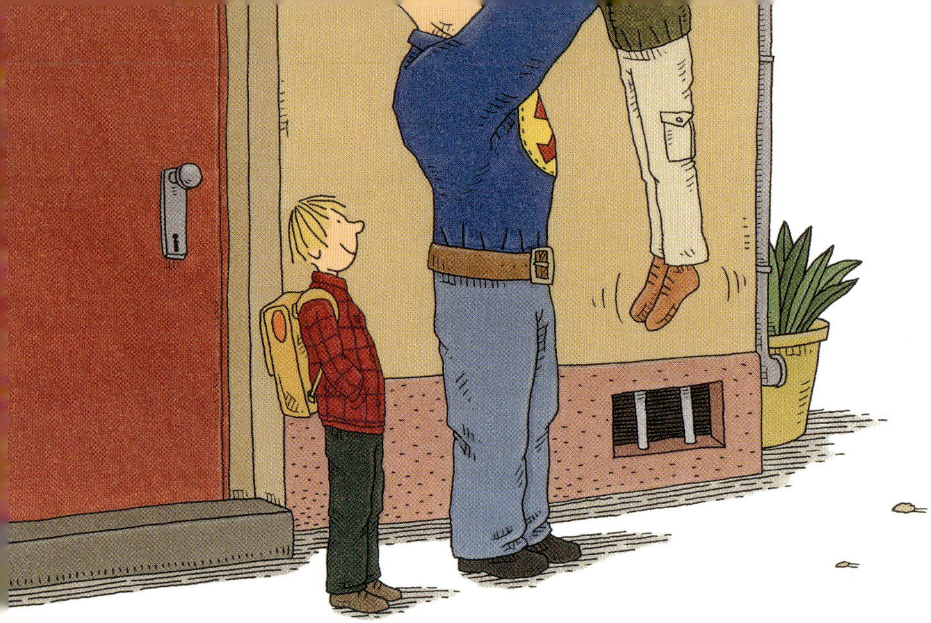

nächste Dachrinne. Da kannst du dann sitzen und warten, bis dich die Feuerwehr mit einer Leiter runterholt. Hast du verstanden?"
„Ja", antwortet der Große Junge.
„Wie bitte? Ich höre nichts", sagt Arnold. „Sprich lauter!"
„Ja, ich hab verstanden", sagt der Große Junge schnell und macht, dass er wegkommt.

Aber leider hat Jakob keinen großen Bruder.

Mehmet hilft

Kurz nach zwei kommt Mama.
„Nanu? Du hast ja noch gar nicht gegessen", sagt sie. „Du kannst es doch sonst nie bis zwei Uhr aushalten vor Hunger. Was ist denn heute nur los mit dir?"
„Nichts", sagt Jakob. „Ich wollte mit dir zusammen essen."
„Schön, dass du auf mich gewartet hast", sagt Mama, während sie die Schüssel in den Herd stellt. „Trotzdem, irgendetwas stimmt nicht mit dir. Was ist los?"
Da erzählt ihr Jakob alles von dem Großen Jungen.
„Jeden Tag haut er mich oder zieht mich an den Haaren. Und meine Mütze hat er auf einen Zaunpfahl gehängt. Dabei hab ich ihm nie was getan. Nur weil ich kleiner bin als er!"
Mama ist empört.

„Das ist ja schlimm“, ruft sie. „Warum hast du mir das nicht schon früher gesagt? Morgen geh ich zu deiner Lehrerin und rede mit ihr. So kann das unmöglich weitergehn.“

„Frau Drebermann kann da auch nichts machen“, sagt Jakob. „Der Große Junge geht nicht in unsere Schule.“

„Dann hole ich dich eben von der Schule ab“, sagt Mama.

„Nein, Mama, mach das nicht“, bittet Jakob. „Was denken denn die andern aus meiner Klasse, wenn ich von meiner Mama abgeholt werde! Ich geh doch nicht mehr in den Kindergarten.“

„Ich kann ja zwei Straßen weiter auf dich warten, dann sieht es keiner“, schlägt Mama vor.

„Nein, lieber nicht“, sagt Jakob. „Ich hab nämlich schon mit Mehmet ausgemacht, dass wir morgen zusammen gehn. Mehmet kann doch bei uns essen, ja?“

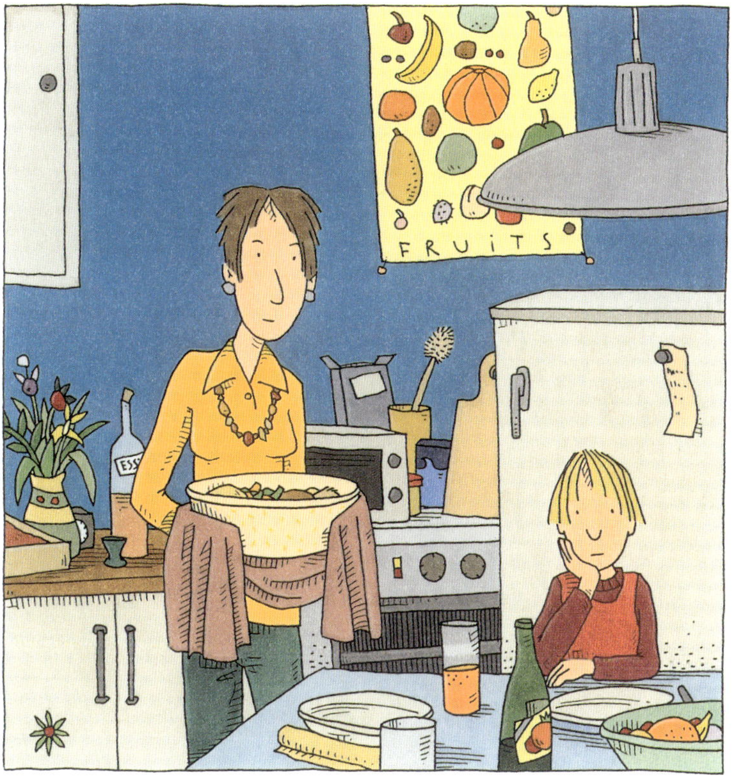

„Natürlich kann er das“, antwortet Mama. „Das ist ja nett von ihm, dass er dich heimbegleitet. Hoffentlich lässt euch dieser große Junge in Ruhe.“

„Bestimmt, Mama“, sagt Jakob. „Zu zweit sind wir genauso stark wie der Große Junge. Vielleicht sogar stärker!“

Am nächsten Tag geht Mehmet wirklich mit Jakob von der Schule nach Hause.
Am Stefansberg stellt sich ihnen der Große Junge in den Weg.
„Lass uns in Ruhe, sonst kannst du was erleben“, sagt Mehmet. „Wir sind zu zweit.“
„Denkt ihr, ich hab Angst vor zwei Zwergen?“, fragt der Große Junge und packt Jakob vorne an der Jacke. Mehmet springt dem Großen Jungen auf den Rücken und umklammert seine Arme.

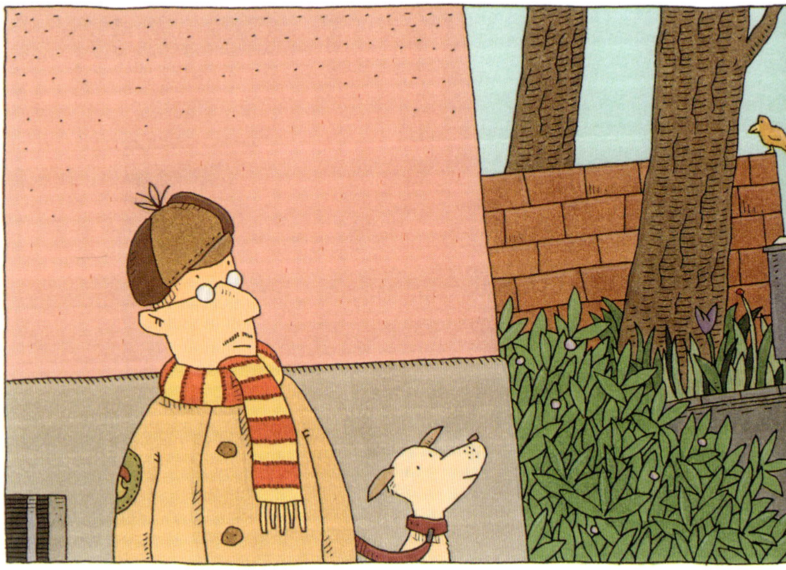

„Hau ab! Mach, dass du da runterkommst!“, ruft der Große Junge, lässt Jakob los und versucht Mehmet abzuschütteln.
„Los, Jakob, zieh ihn an den Haaren! Box ihn!“, ruft Mehmet. „Hau ihn! Er kann dir nichts tun, ich halt ihn fest.“
Jakob versucht zaghaft den Großen Jungen an den Haaren zu ziehen. Er schafft es nicht, denn der dreht sich immerzu, um Mehmet von seinem Rücken zu schütteln. Mehmet wird dabei zu Boden geschleudert,

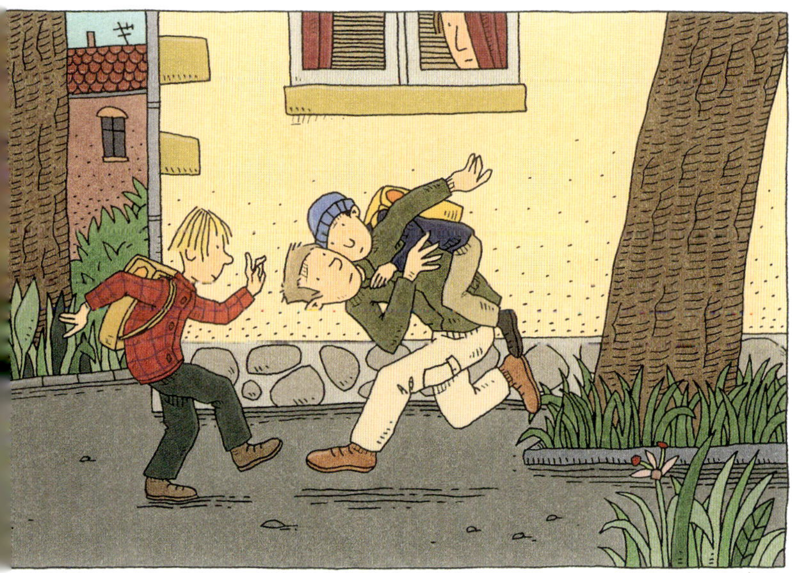

steht aber gleich wieder auf. Jakob denkt: Jetzt wird sich der Große Junge auf ihn stürzen.
Aber der Große Junge sagt: „Ich hab heute keine Lust, mich mit solchen Zwergen wie euch rumzuärgern!“
Er lässt Jakob und Mehmet stehen und geht auf die andere Straßenseite.
„Hast du es gemerkt: Er traut sich nicht“, sagt Mehmet, als sie weitergehen. „Zu zweit sind wir nämlich stärker als er.“
„Du warst vielleicht mutig!“, sagt Jakob. „Wie du auf seinen Rücken gesprungen bist!“
„Ja, ja“, sagt Mehmet. „Aber warum hast du ihn nicht gehauen?“
Jakob zuckt die Achseln. „Ich kann das einfach nicht.“
„Deswegen ist er auch so gemein zu dir“, sagt Mehmet. „Der merkt genau, dass du dich nicht wehrst. Dass du nicht hauen kannst.“

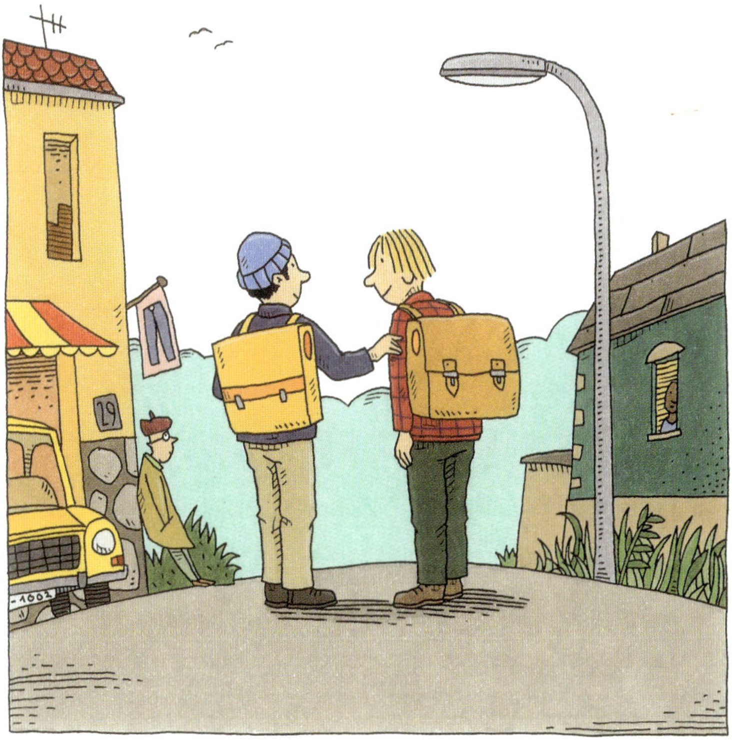

„Aber jetzt sind wir ja zu zweit“, sagt Jakob. „Kommst du morgen wieder mit?“ „Immer kann ich nicht mit dir nach Haus gehn“, sagt Mehmet. „Was sagt denn da meine Mutter, wenn ich nur noch bei euch esse. Aber morgen komm ich noch mal mit.“

Große Enttäuschung

Am nächsten Tag geht Jakob wieder richtig gern in die Schule. Er freut sich auf Mehmet. Aber die Freude vergeht schnell, als er ins Klassenzimmer kommt und ihn sieht.

„Was ist denn mit dir los?“, fragt Jakob. „Du hast ja ein blaues Auge.“

„Psst! Da kommt Frau Drebermann“, flüstert Mehmet. „Ich erzähl es dir später, im Pausenhof.“

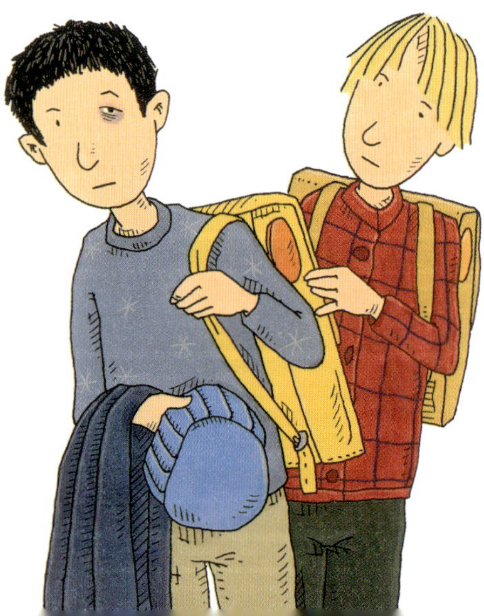

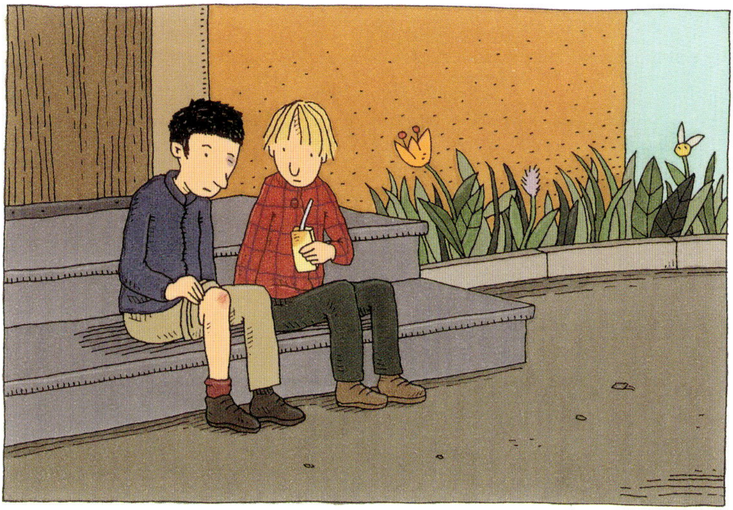

In der großen Pause fragt Jakob noch einmal: „Was ist mit deinem Auge? Hast du dich gestoßen?"
„Gestoßen? Von wegen!", sagt Mehmet. „Hier, guck mal!"
Er zieht das Hosenbein hoch und zeigt Jakob sein aufgeschlagenes Knie. „Das ist gestern auf dem Rückweg passiert. Der große Junge hat mir aufgelauert", erzählt er. „Mann, hat der mich vielleicht verprügelt! Ich hab mich natürlich gewehrt. Aber er war einfach viel stärker als ich."

„Was machen wir denn nur?“, fragt Jakob. „Wenn du heute mit mir nach Haus gehst, verhaut er dich auf dem Rückweg wieder. Kannst du nicht bei uns übernachten?“ Mehmet schüttelt den Kopf. „Unmöglich!“ Jakob überlegt.

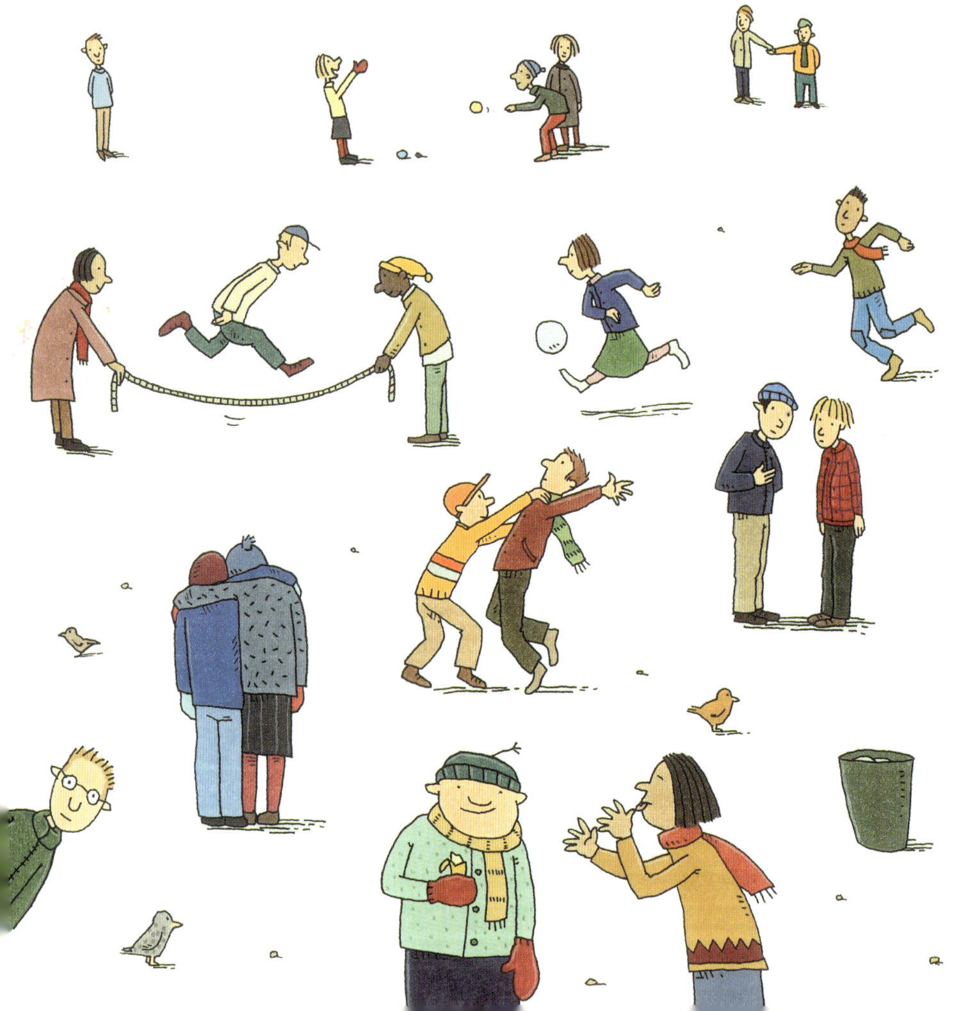

„Wenn wir zu zweit sind, tut er uns nichts. Pass auf: Erst bringst du *mich* heim. So kann er mir nichts tun. Dann essen wir bei uns. Und danach bring ich *dich* heim. So kann er dir nichts tun. Ist doch gut, oder?"
„Was soll daran gut sein?", fragt Mehmet. „Dann musst *du* doch wieder allein zurückgehn."
„Stimmt. Daran hab ich nicht gedacht", gibt Jakob zu. „Wie können wir es nur machen?"
„Gibt es denn keinen Umweg?", fragt Mehmet. „Geh einfach einen anderen Weg. Du hast ja Zeit. Deine Mama ist sowieso noch nicht da, wenn du heimkommst."
„Es gibt nur eine Straße, die zum Stefansberg hochgeht", sagt Jakob. „Es gibt keinen Umweg."
„Hm. Was machen wir nur?", fragt Mehmet. Er ist ein bisschen verlegen. „Weißt du …"
Er hört auf zu reden. Er weiß nicht, wie er es Jakob sagen soll.

Schließlich sagt er es doch: „Ich kann heute nicht wieder mit dir heimgehen. Wenn ich das mache, verhaut der Junge mich doch wieder auf dem Rückweg. Erst muss mal mein Knie heil sein. Das tut noch ganz schön weh! Außerdem ist gestern meine Hose zerrissen, als er mich auf den Boden geworfen hat. Meine Mama hat ziemlich geschimpft deswegen. Wenn ich heute wieder mit einer zerrissenen Hose heimkomme, sagt sie es meinem Vater …"
„Was soll ich denn jetzt machen!", jammert Jakob. „Wie komme ich nur an dem Großen Jungen vorbei?"
„Wenn du einfach ganz lange wartest? So lange, bis er weggegangen ist?", schlägt Mehmet vor.
„Wie soll ich denn wissen, wann er weg ist", sagt Jakob. „Er versteckt sich ja meistens hinter der Mauer. Außerdem kriegt meine Mama Angst, wenn ich um vier oder fünf noch nicht von der Schule zurück bin."

„Und wenn du dich verkleidest? Vielleicht erkennt er dich dann nicht!"
„Wie soll ich mich denn verkleiden?", fragt Jakob.
„Ich leih dir meine Mütze. Die ziehst du so tief runter, dass er dein Gesicht nicht sieht."
„Der erkennt mich doch an meiner Jacke", sagt Jakob.
„Und wenn du die Jacke verkehrt herum anziehst? Mit dem Futter nach außen?"

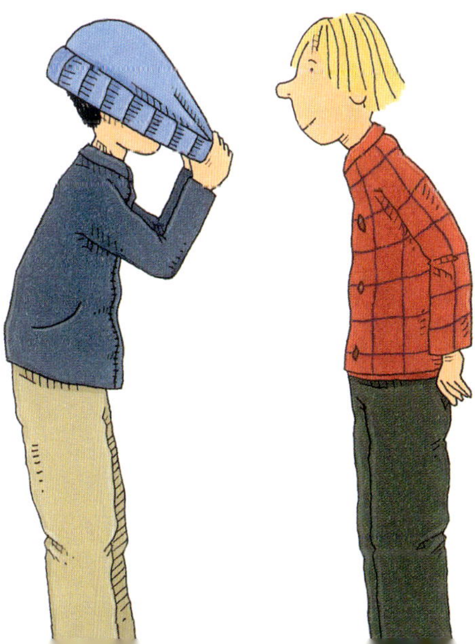

„Meinst du, das geht?“, fragt Jakob unschlüssig. „Ich kann’s ja mal probieren.“
Er zieht seine karierte Jacke aus und wendet sie. Jetzt ist das blaue Futter außen. Er schlüpft wieder in die Jacke.
„Du siehst schon ganz anders aus“, sagt Mehmet. „Jetzt noch die Mütze!“
Jakob setzt sich Mehmets Mütze auf und zieht sie sich tief ins Gesicht.
„So erkennt er dich bestimmt nicht“, sagt Mehmet.
Frau Drebermann, die heute Hofaufsicht hat, geht vorbei. Sie stutzt, als sie Jakob sieht, und sagt: „Ach, du bist es, Jakob! Ich hab dich erst gar nicht erkannt. Hast du eine neue Jacke?“
Jakob nickt.
Als Frau Drebermann weitergegangen ist, sagt Mehmet: „Siehst du, sie hat dich nicht gleich erkannt. Das mit der Verkleidung klappt bestimmt!“

Ein neuer Überfall

Als Jakob auf dem Heimweg zu der Stelle kommt, wo sich immer der Große Junge herumtreibt, geht er schneller.
Er versucht größere Schritte zu machen als sonst. Damit ihn der Große Junge nicht am Gang erkennt.
Plötzlich sieht er ihn. Er lehnt an einer Hauswand und raucht eine Zigarette.

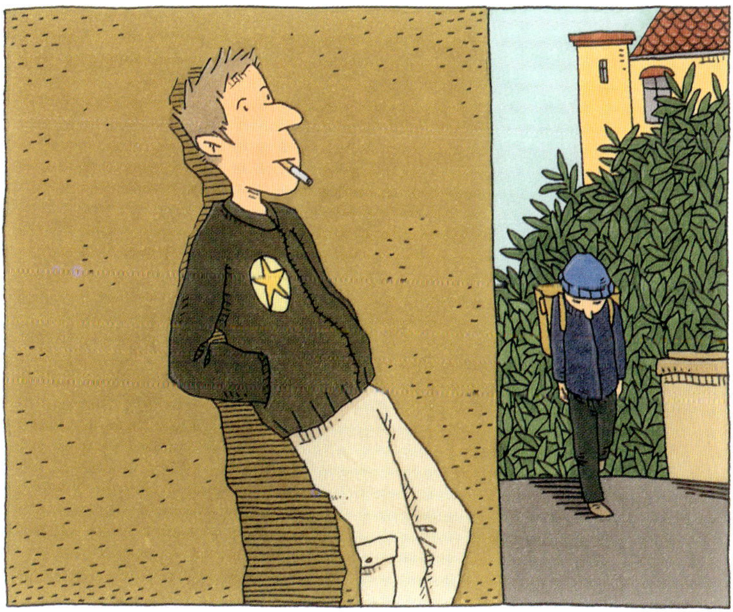

Jakob will ganz schnell an ihm vorbeigehen. Aber der Große Junge streckt seine Hand aus und fasst nach Mehmets Mütze. Er zieht sie Jakob vom Kopf und lacht dabei. Gleich darauf hört er auf zu lachen. „He, das ist ja *der*!“, schreit er. „Feierst du heute Fasching?“ Er hat Jakob erst nicht erkannt. „Du bist doch einer von den Zwergen, die mich verhauen wollten. Deinen Kumpel hab

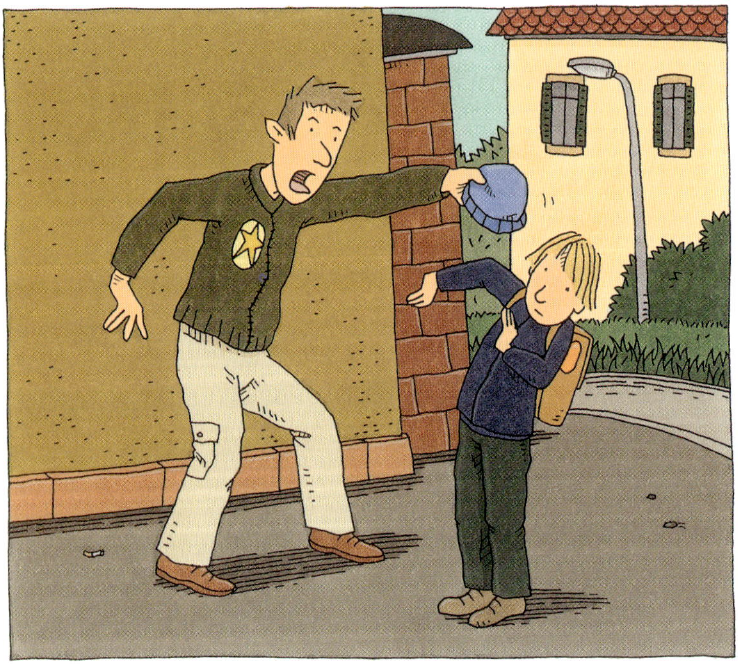

ich gestern fertig gemacht. Heute bist du dran!"
Jakob hat große Angst. Er denkt an Mehmets blaues Auge und das aufgeschlagene Knie.
„Bitte, lass mich in Ruhe", bettelt er. „Ich … ich schenk dir auch was, wenn du mir nichts tust."
„Was denn?"
„Mein Pausenbrot. Morgen kriegst du mein Pausenbrot", sagt Jakob schnell. „Mit Wurst oder Marmelade, was du magst."
„Pausenbrot? Bist du bescheuert? Bei dir tickt's wohl nicht richtig, was? Morgen bringst du mir fünf Mark. Dann passiert dir nichts. Aber wehe, du vergisst das Geld! Dann kannst du deine Knochen nummerieren. Damit du sie wieder findest!"
„Ich hab keine fünf Mark", sagt Jakob.
„Dann besorg sie dir eben", sagt der Große Junge, wirft seine Zigarette weg und tritt sie aus. „Ich warte hier auf dich!"

Neue Pläne

Den ganzen Nachmittag über bleibt Jakob in seinem Zimmer.
Wenn Mama durch die Tür schaut, sitzt er auf dem Stuhl oder auf seinem Bett. Er tut nichts, er starrt nur vor sich hin.
Mama kommt ins Zimmer und setzt sich neben Jakob aufs Bett.

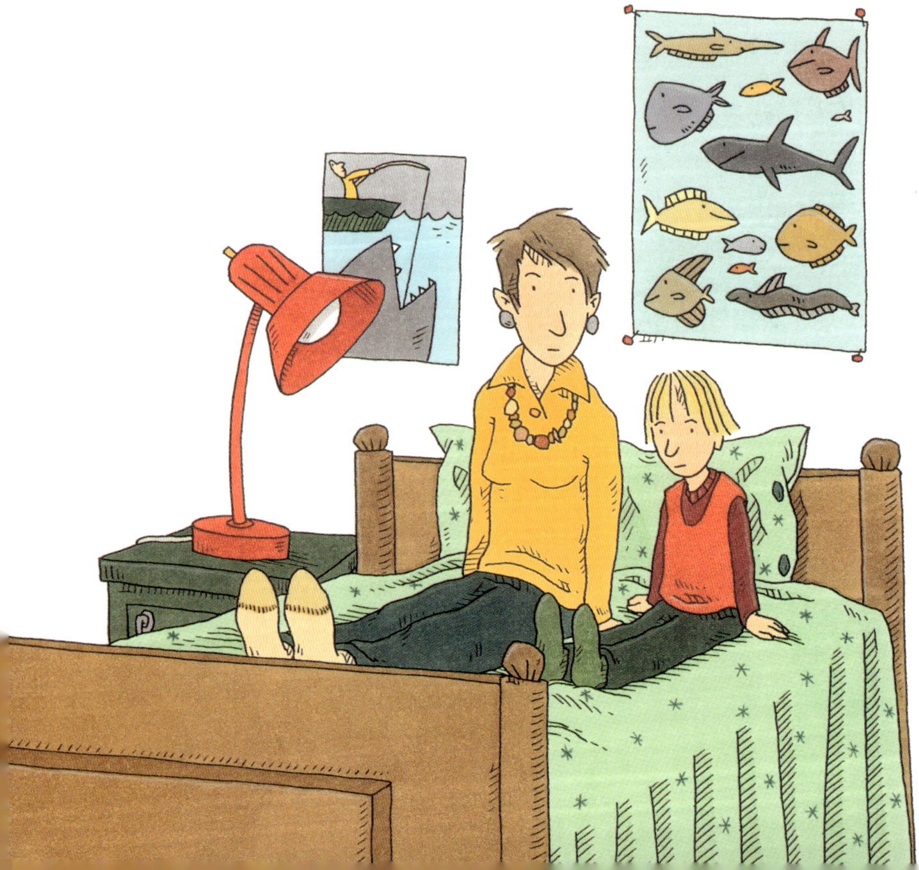

„Was ist nur los mit dir?“, fragt sie. „Musst du nicht Hausaufgaben machen? Willst du nicht wenigstens spielen? Du kannst doch nicht nur dasitzen und vor dich hingucken.“
„Ich gucke nicht vor mich hin, ich denke mir Sachen aus“, sagt Jakob.
„Sachen? Was für Sachen?“, fragt Mama.
„Ich wollte, ich wäre der Boss einer Gangster-Bande“, sagt Jakob. „Das wäre schön!“
„Ein merkwürdiger Berufswunsch!“, sagt Mama. „Da hat mir dein letzter aber besser gefallen. Wolltest du nicht immer Tierpfleger werden? Warum denn auf einmal Gangster?“
„Nicht Gangster, sondern Gangster-Chef“, verbessert Jakob. „Ich hätte einen schwarzen Anzug an und würde hinten in einem großen schwarzen Auto sitzen. Vorne sitzt mein Fahrer. Und rechts neben ihm mein bester Mann. Wir haben schwarze Hüte auf und Sonnenbrillen.“

„Und wo fahrt ihr hin mit eurem schwarzen Auto?“, fragt Mama.

„Zum Stefansberg. Wenn wir am Großen Jungen vorbeifahren, sage ich nur: ‚Schnappt euch den Typ!‘

Der Fahrer und der andere steigen aus. Sie packen den Großen Jungen und stecken ihn in den Kofferraum. Rums, peng! Schon ist der Deckel zu …“

„Und du? Was tust du dabei?“, fragt Mama.

„Ich? Nichts!“, sagt Jakob. „Ich sitze lässig auf dem Rücksitz und zünde mir eine

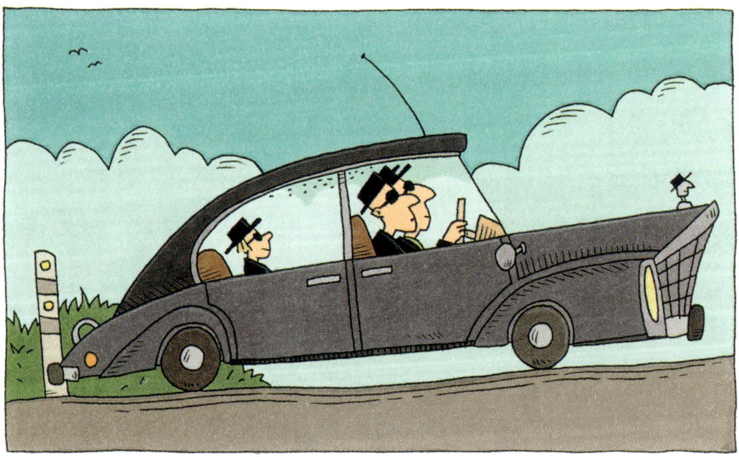

Zigarre an. Meine Leute erledigen das schon. Wir fahren runter an den Fluss. Unter der Brücke halten wir an.
Dort steige ich aus und befehle: ‚Jetzt bringt mir den Kerl!' Da holen sie den Großen Jungen aus dem Kofferraum."
„Was du dir da ausdenkst! Du sitzt wohl die ganze Zeit vor dem Fernseher, wenn ich bei der Arbeit bin", sagt Mama. „Und was macht ihr mit eurem Gefangenen?"
„Ich hole meine Pistole aus der Tasche, halte sie ihm unter die Nase und sage: ‚So, mein Junge, jetzt hat dein letztes Stündlein geschlagen.'"
„Du wirst ihn doch nicht erschießen!", ruft Mama.
„Nein, nein, ich mache ihm nur Angst", sagt Jakob. „Er zittert und sagt: ‚Gnade, Jakob, Gnade! Bitte lass mich leben!'
Ich sage: ‚Ich höre nichts. Du musst lauter reden!' Dann fällt er auf die Knie und bittet weinend um sein Leben.

Ich sage: ‚Lass dir das eine Lehre sein! Das ist meine letzte Warnung.' Dann steigen wir in unser schwarzes Auto und fahren davon."
„Ich bin entsetzt", sagt Mama. „Du bist ja schlimmer und brutaler als dieser ... dieser gewalttätige Junge!"
„Aber das würde ich doch in echt nie tun. Ich stell es mir nur vor", sagt Jakob. „Weil der Große Junge immer so gemein zu mir ist."
„Du hast Recht", sagt Mama. „Was können wir nur tun, damit er dich nicht wieder angreift?"
„Wenn du mir fünf Mark gibst, lässt er mich in Ruhe", sagt Jakob. „Morgen soll ich ihm das Geld geben."
„Das kommt überhaupt nicht in Frage", ruft Mama. „Man kann diesen Jungen nicht auch noch für seine Gemeinheit belohnen. Wenn du ihm morgen fünf Mark gibst, will er immer wieder Geld von dir."

„Dann verhaut er mich aber“, sagt Jakob.
„Mehmet hat er auch aufs Auge geschlagen.“
„Er wird dich nicht schlagen. Weil ich dich nämlich morgen von der Schule abhole. Und dann zeigst du mir diesen Jungen. Den werde ich vielleicht zusammenstauchen! Danach wird er es nicht mehr wagen, sich an dir zu vergreifen.“

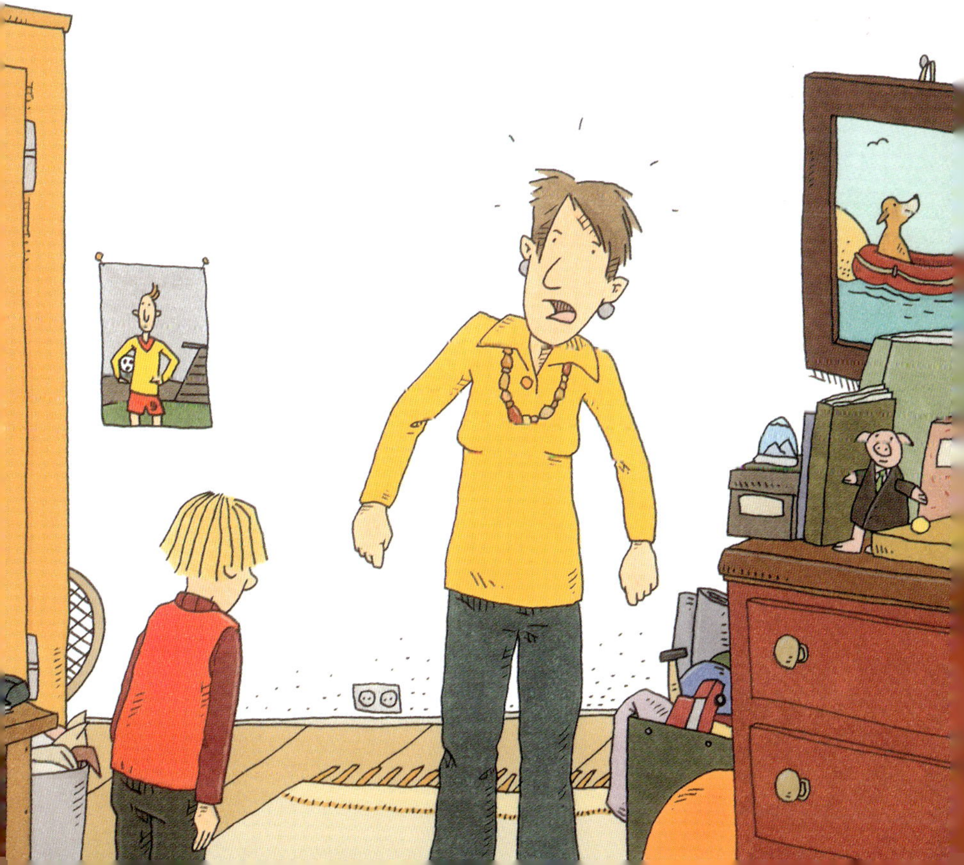

Mama will Jakob helfen

Am nächsten Tag holt Mama Jakob von der Schule ab.
Sie wartet nicht vor der Schultür. Sie weiß ja, dass Jakob das nicht mag. Wegen der anderen aus seiner Klasse.
Sie steht hundert Meter weiter, an einer Bushaltestelle.
Gemeinsam gehen sie den Stefansberg hinauf.
„Nun bin ich aber auf diesen Jungen gespannt“, sagt sie. „Und wie er sich rausredet, wenn ich mit ihm schimpfe. Vielleicht ist es am besten, ich rede mal mit seinen Eltern.“
„Ich glaube, der hat keine Eltern“, sagt Jakob. „Er steht immer nur auf der Straße rum. Der muss auch nie zum Mittagessen zu Hause sein. Er steht immer nur da und raucht und wartet auf Kleine, die er quälen kann.“

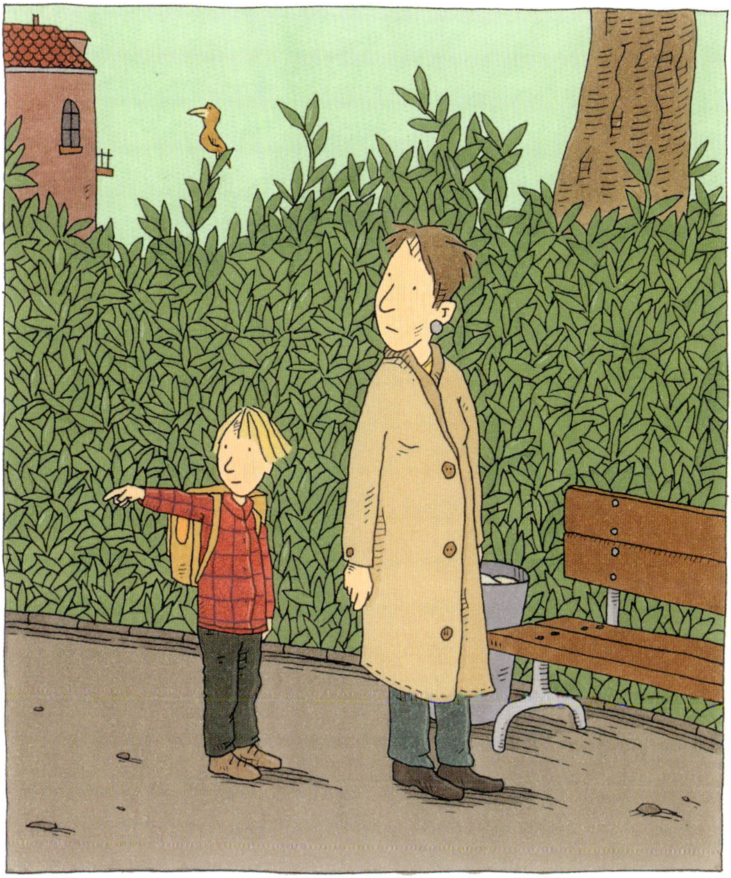

„Was, rauchen tut er auch schon?“, sagt Mama. „Nicht zu fassen.“
„Warte! Nicht so schnell!“, sagt Jakob und bleibt stehen. „Hier ist die Stelle.“
„Welche Stelle?“

„Hier steht er immer. An der Mauer. Oder da in der Einfahrt. Manchmal sitzt er auch auf dem großen Müll-Kasten.“
Mama guckt sich um. Jakob guckt sich um. „Da ist keiner“, sagt Jakob. „Er ist nicht da.“

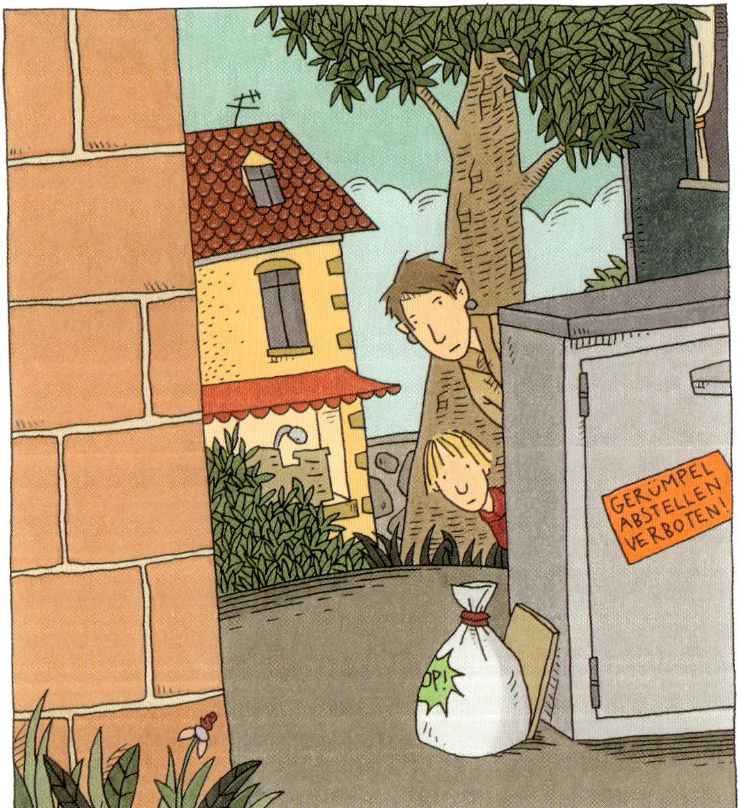

„Wahrscheinlich hat er uns zusammen kommen sehn und hat sich aus dem Staub gemacht“, sagt Mama. „Ich bin aber auch dumm! Ich hätte dich allein vorausgehen lassen sollen. Dann hätte er nicht gemerkt, dass ich zu dir gehöre. Zu spät. Lass uns weitergehn!“
Sie gehen zusammen nach Hause. Der Große Junge lässt sich kein einziges Mal blicken.
Am nächsten und am übernächsten Tag wird Jakob wieder von Mama abgeholt. Jetzt geht Mama immer ein paar Schritte hinter ihm. Sie tut so, als ob sie ihn gar nicht kennt.
Aber der Große Junge hat die beiden wohl am ersten Tag zusammen gesehen und lässt sich nicht täuschen.
Einmal glaubt Jakob, er habe ihn gesehen. „Schnell, Mama! Er hat sich versteckt. Da, hinter der Mauer!“, ruft er. „Ich hab seine Haare gesehen.“

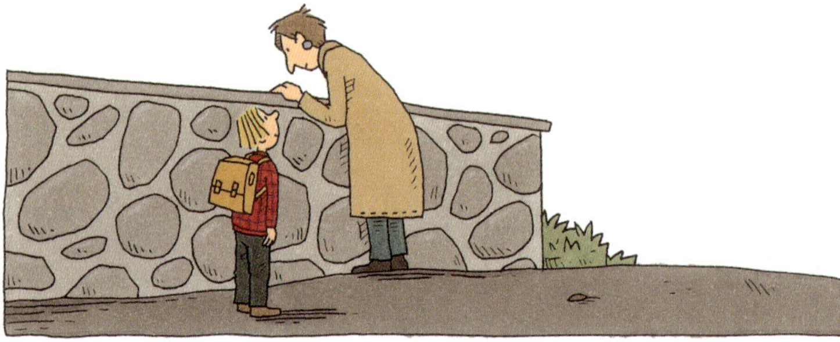

Aber als Mama endlich da ist und mit Jakob hinter die Mauer guckt, ist dort schon längst niemand mehr.
Mama seufzt. „Ich fürchte, wir werden ihn nie treffen“, sagt sie. „Was machen wir nur? Ich kann dich nicht jeden Tag von der Schule abholen. Mein Chef meckert schon, weil ich mir drei Tage hintereinander um zwölf freigenommen habe. Morgen muss ich unbedingt bis um zwei Uhr im Geschäft bleiben, es geht nicht anders.“
„Ja, klar“, sagt Jakob. „Weißt du, Mama: Wahrscheinlich ist der Große Junge krank. Vielleicht ist er sogar umgezogen und wohnt jetzt ganz woanders. Du musst dir keine Sorgen machen. Bleib nur im Geschäft.“

Das Karate-Mädchen

So muss Jakob am nächsten Tag wieder allein von der Schule nach Hause gehen. Er redet sich ein, dass der Große Junge sehr, sehr krank ist. Aber je weiter er den Stefansberg hinaufsteigt, desto weniger glaubt er daran.
Was soll er nur tun, wenn der Große Junge plötzlich vor ihm steht und das Geld verlangt?

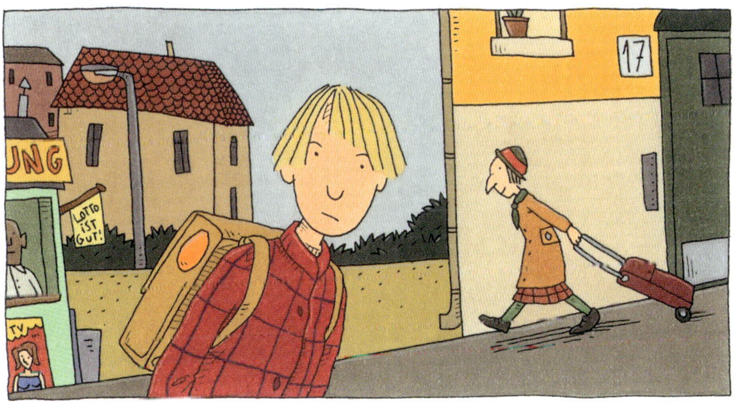

Da fällt ihm ein, wie er sich letzte Woche hinter dem Mann mit den Plastiktüten versteckt hat. Wenn der Mann nicht ins

Haus gegangen wäre, vielleicht hätte Jakob sich an dem Großen Jungen vorbeischleichen können!

Jakob bleibt stehen und schaut sich um.

Kein Erwachsener geht den Stefansberg hoch.

Jakob wartet, wartet lange.

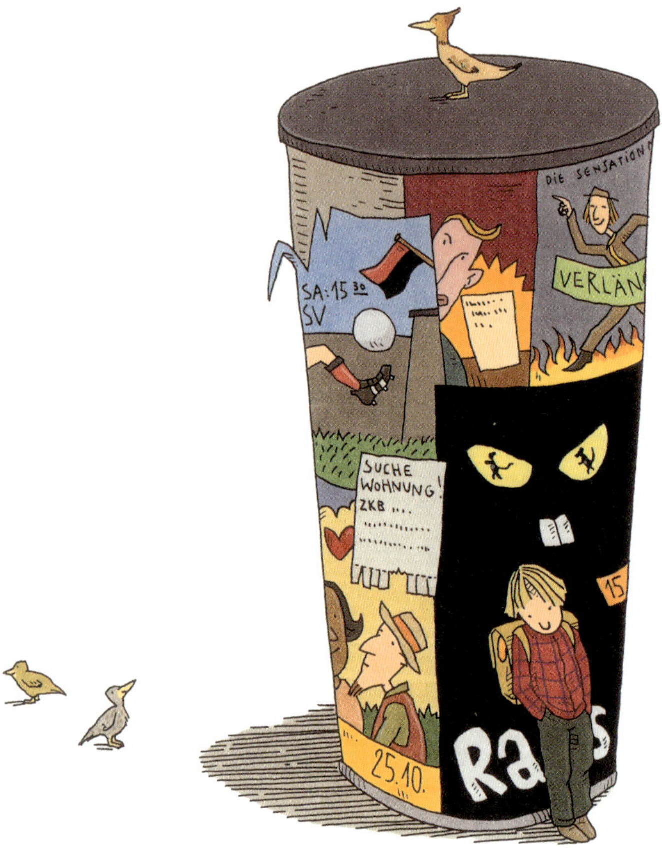

Endlich kommt jemand. Aber es ist nur ein Mädchen mit einer bunten Umhängetasche. Sie ist nicht sehr groß. Höchstens zwölf oder dreizehn Jahre alt. Ob man hinter der herschleichen kann, ohne dass man gesehen wird?

Da immer noch keine Erwachsenen zu sehen sind, geht Jakob hinter dem Mädchen her.

Nach einer Weile bleibt das Mädchen stehen. Es dreht sich um.

„He, du Stöpsel“, sagt sie. „Was schleichst du hinter mir her? Willst du mich anmachen, oder was?“

„Anmachen?“, fragt Jakob. „Was meinst du damit?“

Sie lacht. „Willst du was von mir?“, fragt sie.

Jakob stottert: „Nein ... Ja. Ich will nur hinter dir gehen, dass mich keiner sieht.“

„Damit dich keiner sieht? Meinst du, dass ich so dick bin, oder was?“

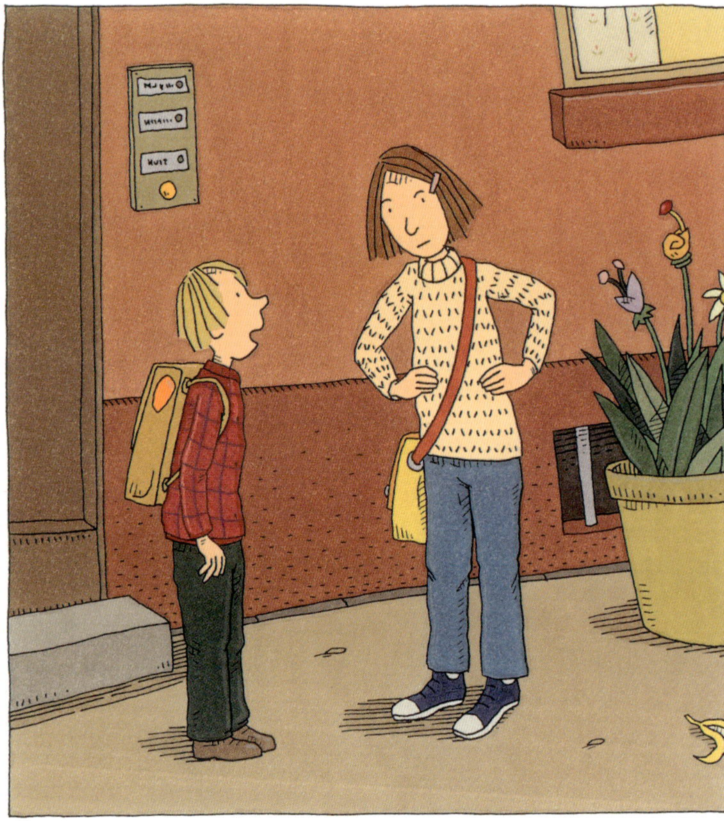

„Nein, nein“, versichert Jakob schnell. „Da vorne steht meistens ein Junge, der will mich verhauen. Und der soll mich nicht sehen.“

„Hast du Streit mit dem?“, fragt das Mädchen. „Hast du ihm was getan?“

„Getan? Ich? Nein, der ist doch viel größer als ich. So groß wie du ungefähr. Der lässt mich nur vorbei, wenn ich ihm fünf Mark gebe."
„Fünf Mark? Der hat wohl ein Rad ab, oder was!", sagt das Mädchen. „Komm mit!"
Sie geht weiter, Jakob bleibt dicht hinter ihr.
Das Mädchen bleibt wieder stehen. „Hör auf, hinter mir herzuschleichen wie ein Zombie oder wer!", sagt sie. „Hab ich dir nicht gesagt, du sollst mitkommen? Mitkommen, nicht nachschleichen!"
„Dann sieht er mich aber", sagt Jakob.
„Na und? Soll er doch", antwortet das Mädchen. „Wir sind doch zu zweit, oder nicht?"
„Aber …"
„Was: aber?!", fragt sie.
„Aber du bist doch ein Mädchen!", sagt Jakob.
„Gut beobachtet, Kleiner!", sagt sie und geht weiter neben ihm her.

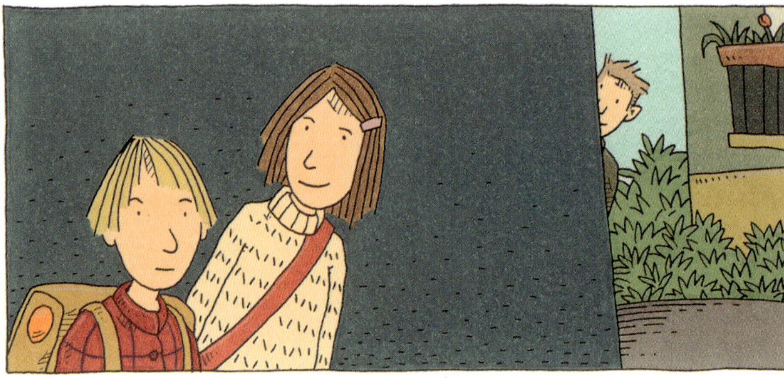

Der Große Junge steht diesmal hinter einer Hausecke.
„Hast du mein Geld?“, fragt er sofort.
Jakob schüttelt den Kopf.
„Dann kannst du was erleben!“, sagt der Große Junge. Er fasst Jakob vorne an der Jacke und zieht ihn dicht an sich heran.
„He, lass den Stöpsel gefälligst in Ruhe, ja?!“, sagt das Mädchen.
„Du hältst dich da raus. Zisch ab! Das ist nichts für Mädchen“, sagt der Große Junge.
„Du lässt ihn sofort los!“, sagt das Mädchen.
Der Große Junge lässt von Jakob ab und wendet sich erst mal dem Mädchen zu.

„Ich hab dich gewarnt!“, sagt er drohend. Dann geht alles blitzschnell.
Das Mädchen packt den Großen Jungen am Arm, stellt ihm gleichzeitig ein Bein, macht eine kurze Bewegung – und der Große Junge überschlägt sich und sitzt verdattert auf der Straße.
Er steht auf und will sich auf das Mädchen stürzen. Aber sie hat ihn schon wieder am Arm gefasst. Diesmal landet er noch schneller auf dem Boden. Und dazu auch noch in einer Pfütze.
„Hast du jetzt genug, oder was?“, fragt sie.

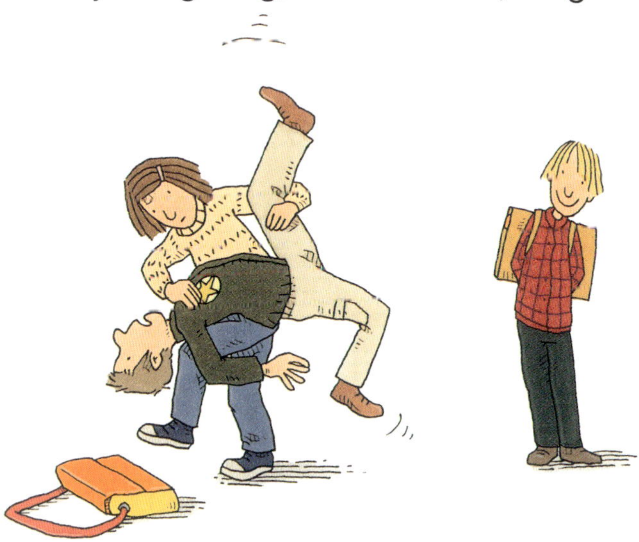

Der Große Junge gibt keine Antwort. Stumm steht er auf und geht weg. Gleich darauf ist er hinter der Hausecke verschwunden.

„He, kommst du mit? Oder willst du hier festwachsen?“, sagt das Mädchen zu Jakob. Gemeinsam gehen sie weiter.

„Wie du das gemacht hast! Dass du das

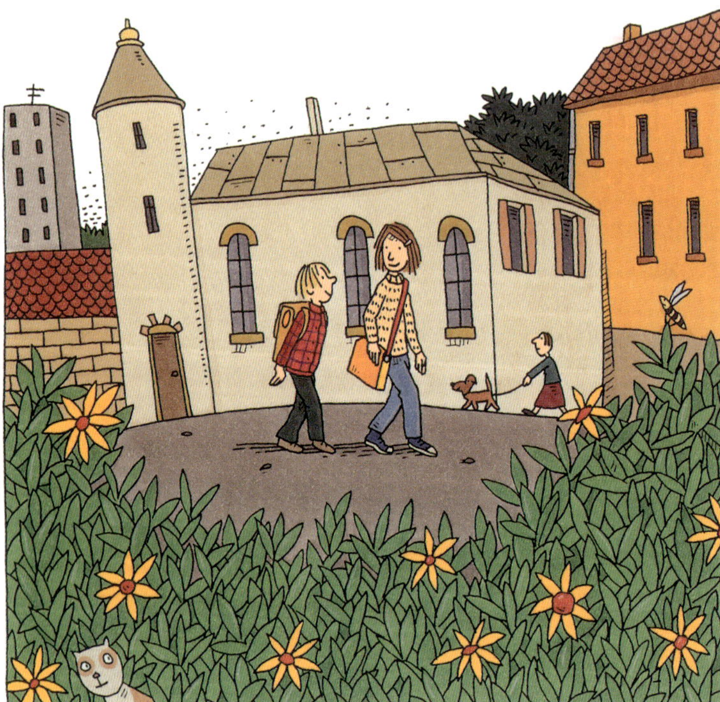

kannst! Du bist vielleicht toll!“, sagt Jakob.
„Machst du mir Komplimente, oder was?“, sagt das Mädchen. „Weißt du, als ich so ein Stöpsel war wie du, bin ich auch immer von den Großen verdroschen worden. Das hat keinen Spaß gemacht. Da hab ich Karate gelernt und dann war Schluss damit.“
„War das Karate, was du mit dem gemacht hast?“, fragt Jakob ehrfurchtsvoll.
„Nein, das war eher eine Art Judo oder so“, sagt sie. „Dafür gibt‘s keinen extra Namen.“
„Gehst du öfter den Stefansberg hoch?“, fragt Jakob. „Bist du morgen wieder da?“
„Morgen? Das hättest du wohl gern, was? Nein, ist nicht drin“, sagt sie. „Ich will nämlich zum Friseur, verstehst du. Hier hat doch ein neuer Friseur-Salon aufgemacht, den will ich mal ausprobieren. Meine Freundin sagt, der macht den echt schärfsten Haarschnitt.“

„Danke schön noch mal“, sagt Jakob, als sie sich trennen. Er muss geradeaus weiter, sie nach rechts zum Friseurgeschäft. „Danke schön noch mal!“, wiederholt sie und lacht. „Bist du vielleicht gut erzogen! Bist wohl ein echter Kavalier, oder was! Mach’s gut! Und lass dich von dem doofen Jungen nicht unterkriegen!“

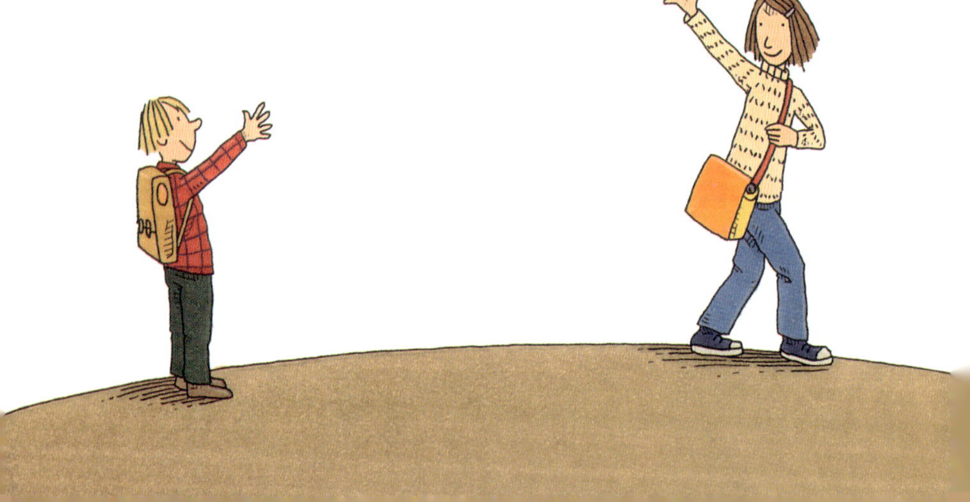

Mehmet staunt

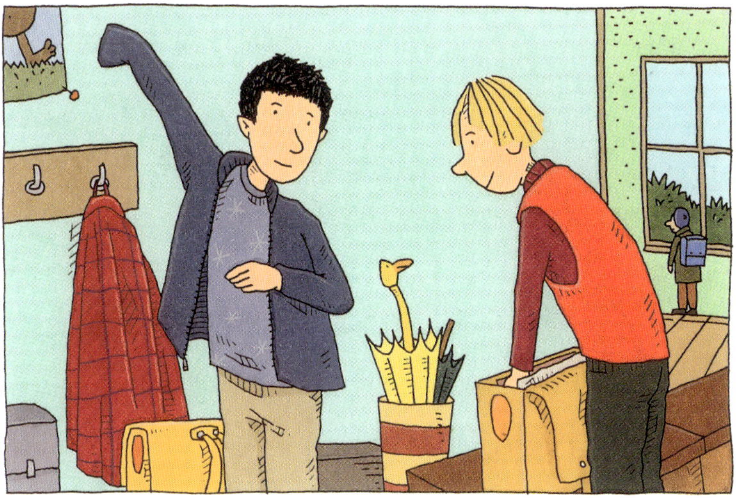

Am Montag sagt Mehmet nach der Schule zu Jakob: „Ich geh heute doch wieder mit dir nach Hause, damit du nicht von dem Jungen verprügelt wirst. Ich hab mir was überlegt: Auf dem Heimweg schleich ich nicht an ihm vorbei wie beim letzten Mal. Ich renn den ganzen Stefansberg runter, so schnell ich kann. Dann kriegt er mich nicht."

„Schön, dass du mitkommst", sagt Jakob. „Ich bring dich auch heim."

„Mann, das geht doch nicht“, sagt Mehmet. „Dann musst du doch allein zurück. Hast du das schon wieder vergessen?“
„Das macht nichts“, sagt Jakob. „Der Große Junge tut mir nichts mehr.“
„Nichts mehr? Wieso? Warum?“ Mehmet staunt.
Da erzählt ihm Jakob von dem Mädchen mit der bunten Tasche, dem Karate-Mädchen.

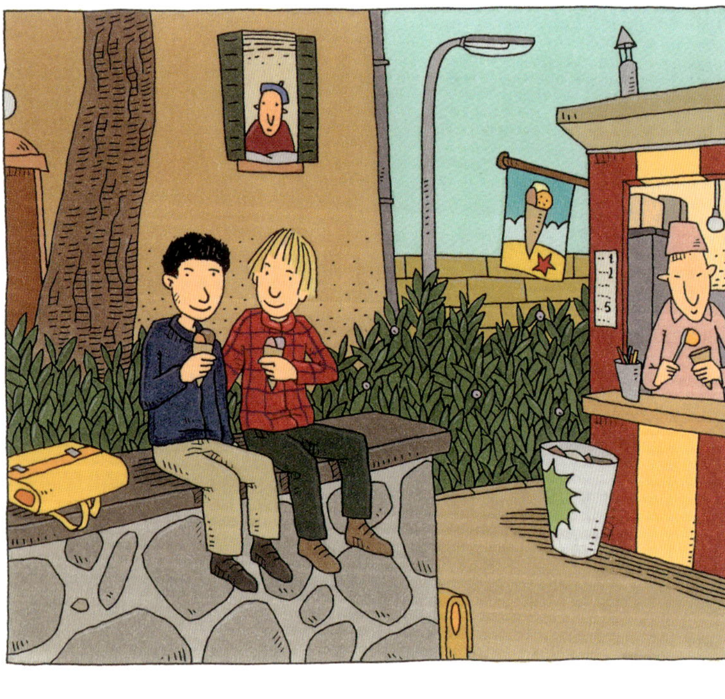

„Ja, und jetzt?“, fragt Mehmet. „Du hast doch gesagt, sie war da oben beim Friseur. Wer weiß, wann die sich mal wieder die Haare schneiden lässt! Die kommt morgen bestimmt nicht wieder.“

„Stimmt!“, sagt Jakob. Er lacht. „Und jetzt erzähl ich dir, was am nächsten Tag passiert ist: Da hat der Große Junge nämlich wieder auf mich gewartet. Er hat mich gleich packen wollen. Da hab ich gesagt: ‚Wenn du mir was tust, erzähl ich allen, dass dich ein Mädchen in die Pfütze geworfen hat und dass du vor ihr weggerannt bist!‘

Und da hat der Große Junge gesagt: ‚Wenn du das tust, brech ich dir jeden Knochen einzeln!‘

Aber er hat mich losgelassen und mir nichts getan.

Später hab ich ihn noch mal gesehen, als ich einkaufen ging. Er hat mich nur böse angeguckt. – Der tut mir nichts mehr!“

„Mann, hast du vielleicht Glück!“, sagt Mehmet und boxt Jakob freundschaftlich in die Seite.
„Ganz großes Glück!“, stimmt Jakob zu.
„Dass zufällig bei uns am Stefansberg ein neuer Friseur aufgemacht hat!“
„Ja, und dass du zufällig dieses Mädchen getroffen hast!“, sagt Mehmet.
Jakob lacht. „Ja, und dass dieses Mädchen zufällig den Großen Jungen in eine Pfütze geschleudert hat!“

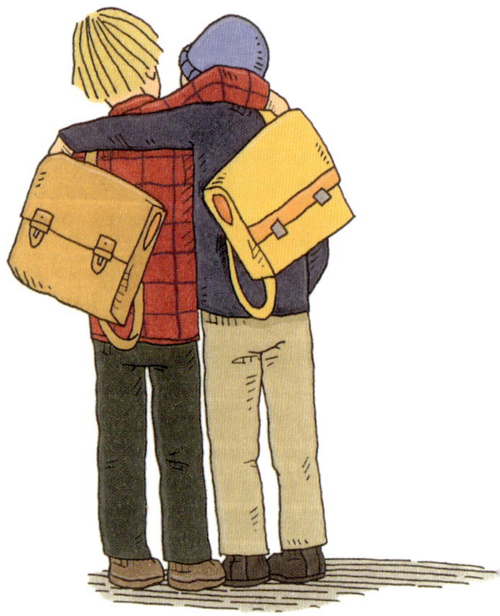